Épuration des Eaux d'Égout

TRAITEMENT BACTÉRIEN

PROCÉDÉ PAR FOSSES SEPTIQUES ET LITS FILTRANTS

RAPPORT

par B. Bezault

PARIS
IMPRIMERIE ET LIBRAIRIE CENTRALES DES CHEMINS DE FER
IMPRIMERIE CHAIX
SOCIÉTÉ ANONYME AU CAPITAL DE TROIS MILLIONS
Rue Bergère, 20
1901

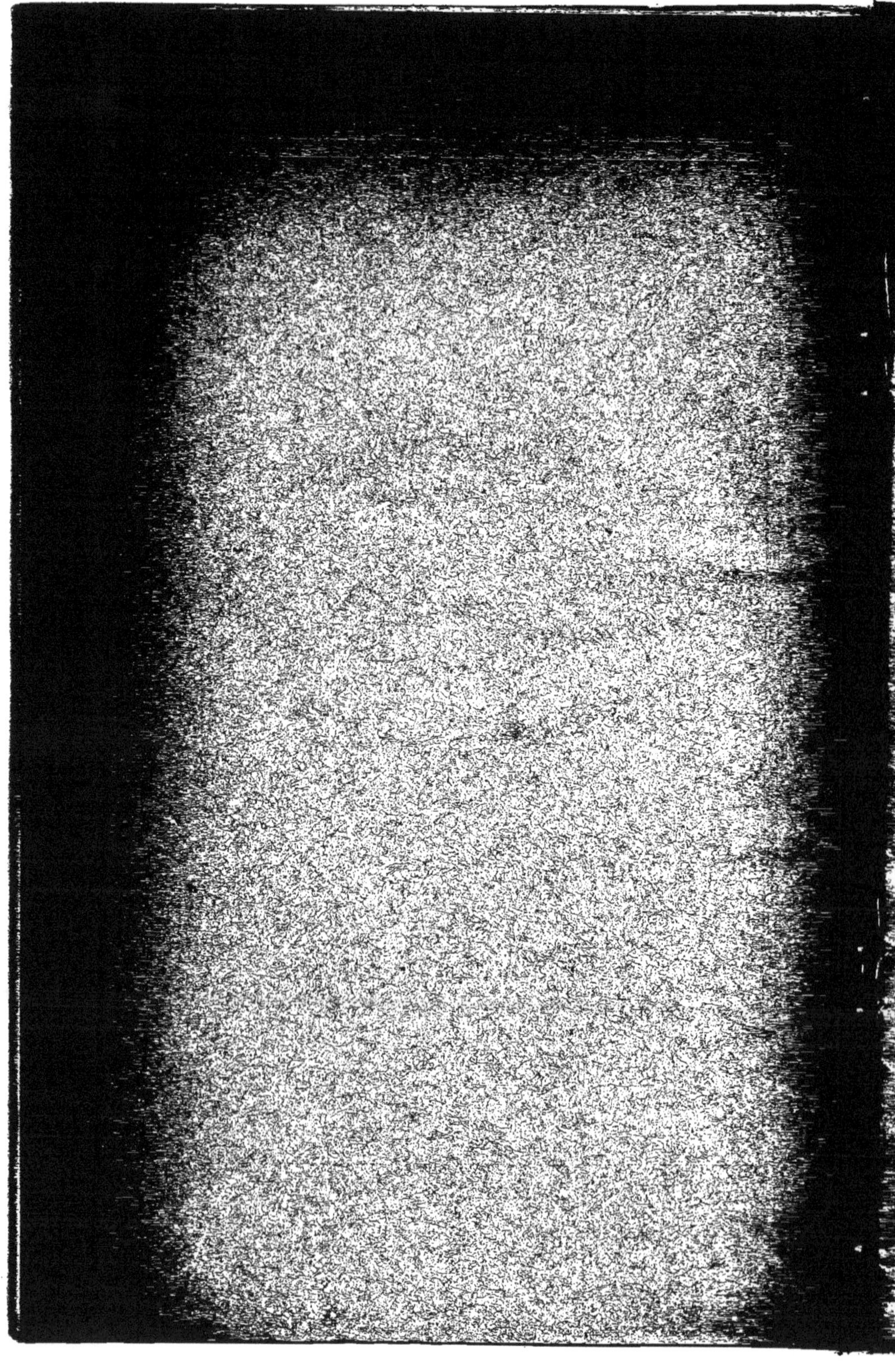

Épuration des Eaux d'Égout

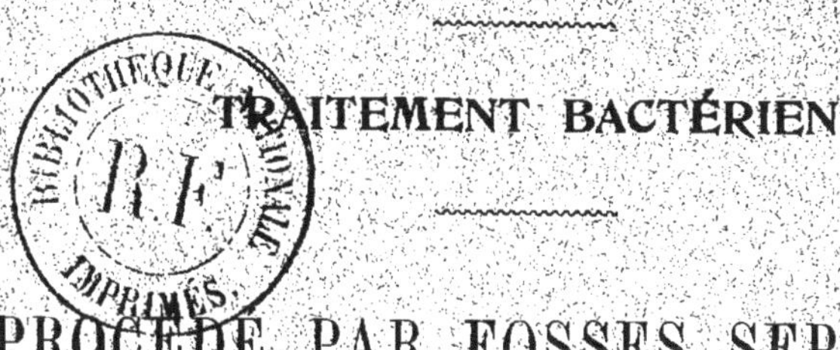

TRAITEMENT BACTÉRIEN

PROCÉDÉ PAR FOSSES SEPTIQUES
ET LITS FILTRANTS

RAPPORT

PARIS
IMPRIMERIE ET LIBRAIRIE CENTRALES DES CHEMINS DE FER
IMPRIMERIE CHAIX
SOCIÉTÉ ANONYME AU CAPITAL DE TROIS MILLIONS
Rue Bergère, 20
1901

Épuration des Eaux d'Égout

TRAITEMENT BACTÉRIEN

PROCÉDÉ PAR FOSSES SEPTIQUES

ET LITS FILTRANTS

AVANT-PROPOS

Parmi les questions intéressant le plus l'hygiène des villes, celle se rattachant à l'épuration des eaux et matières provenant des égouts est certainement l'une des plus importantes et qui mérite d'attirer l'attention d'une manière toute spéciale.

Nous ne nous attarderons donc pas sur l'importance de cette question connue de tous; nous dirons pourtant qu'en Angleterre, où il faut bien le reconnaître, tout ce qui peut améliorer l'assainissement des villes et des campagnes même est étudié et mis en pratique avec un soin jaloux, des villes comme Londres, Manchester, Leeds, Yeovil, etc., n'ont pas craint de dépenser des fortes sommes pour installer les meilleurs procédés d'épuration, c'est donc des procédés en usage dans ces villes que nous allons parler.

Déjà en 1898 notre ami et confrère M. A. Vye-Parminter nous avait signalé les découvertes faites en Angleterre à ce sujet et les résultats satisfaisants obtenus.

Depuis, des recherches ont été poursuivies par des chimistes et ingénieurs parmi lesquels on doit citer MM. Roscoe, Dibdin Cameron, Rideal, Ducat, Fowler, etc.

Aujourd'hui les résultats sont tels qu'après une opération assez simple, les eaux d'égout sont rejetées plus pures que les eaux de la plupart de nos rivières.

Non seulement les eaux d'égout sont épurées mais on en sort un gaz pouvant servir à l'éclairage, au chauffage ou à la force motrice.

Nous avons voulu par nous-mêmes nous convaincre des résultats ; dans les premiers jours de 1899, en collaboration avec notre confrère M. Vye-Parminter nous avons installé dans la propriété de M. G. Mallet à Varengeville (Seine-Inférieure) le procédé d'épuration par fosse septique, avec l'autorisation de l'inventeur. C'est la première installation faite en France.

Dans l'espoir d'être utile à nos compatriotes et de voir se développer les procédés découverts, nous allons décrire les systèmes qui jusqu'à ce jour ont été reconnus les meilleurs.

L'Administration de la Ville de Paris, du reste, a reconnu aussi l'importance des découvertes et dernièrement elle a envoyé en mission en Angleterre M. Launay, ingénieur en chef des services techniques des Eaux et de l'Assainissement de la Ville de Paris, qui fut accompagné par M. le docteur A. Calmette, directeur de l'institut Pasteur de Lille.

Au cours de cet écrit nous aurons aurons l'honneur de citer des extraits des rapports de ces deux éminents spécialistes, rapports tout en faveur des découvertes.

Étude générale.

Jusque dans ces dernières années en Angleterre, le problème de l'épuration des eaux d'égout et des eaux résiduaires d'usines était résolu, faute de mieux, par des procédés chimiques.

Les eaux vannes étaient précipitées à l'aide de divers réactifs, les plus employés étaient la chaux, le sulfate ferreux, l'acide sulfurique, etc.

Ce procédé était très couteux, il nécessite de grands bassins de décantation, il faut ensuite pomper les boues, les transformer en tourteaux pour engrais ou les transporter en mer sur des navires spéciaux.

Toutes ces différentes opérations exigent un matériel et des frais généraux considérables, ce qui faisait dire au chimiste anglais G. Thudichum : « Les boues sont une plaie, une abomination qu'il faut éviter. » A moins de cas très spécial, il fallait donc abandonner les procédés chimiques, d'autant plus que le système par précipitation fonctionnant bien en été, ne donne pas d'aussi bon résultats en hiver.

C'est pourquoi la ville de Paris n'a pas employé ces procédés chimiques, leur préférant le système de l'épandage, qui dispense de s'occuper du transport des boues.

Inconvénients de l'épandage.

Mais le système de l'épandage a bien des inconvénients, d'abord il faut des surfaces de terrains considérables, ainsi pour Paris les terrains aptes à faire des champs d'irrigation sont loin d'être suffisants, chaque fois que la ville veut créer de nouveaux champs d'irrigation elle rencontre de grandes difficultés auprès des autorités de Seine-et-Oise.

Ce sont des plaintes continuelles de la part des riverains de ces terrains et des riverains de la Seine où l'on est obligé de rejeter ce que les terrains ne peuvent absorber.

Il est question de porter plus loin l'épandage, d'aller jusque dans les plaines situées entre Mantes et Rouen, mais alors un autre gros inconvénient surgirait que comprennent bien les savants et les ingénieurs chargés du service : les eaux séjournant trop longtemps dans les conduites fermenteront et arriveront aux lieux de distribution dans un tel état de putréfaction qu'elles seront une cause d'infection pour toute la contrée.

Le système de l'épandage a encore un autre inconvénient capital, dans les champs d'irrigation ; c'est de rendre la culture esclave des nécessités de l'épuration, c'est-à-dire que les besoins de la culture, en arrosage, variant avec les saisons, il arrive souvent que les champs ne peuvent absorber le débit des égouts sans que cela nuise à la récolte.

Il faut dans bien des cas subordonner la culture aux nécessités de l'épuration et rejeter le surplus à la Seine. Et précisément c'est lorsque les champs n'ont pas besoin d'arrosage que le débit des égouts est le plus considérable.

De plus, nous sommes encore loin d'avoir le tout à l'égout dans toutes les maisons de Paris, la moitié à peine en sont pourvues; qu'adviendra-t-il lorsque l'application obligatoire de ce système sera générale et qu'en conséquence les eaux d'égout, seront plus chargées proportionnellement en matières fécales ? Écartant ainsi les procédés chimiques et d'irrigation, des savants anglais ont cherché d'autres procédés, et ont mis à profit l'action des bactéries, en se basant sur les célèbres découvertes de Pasteur.

Procédés biologiques.

Plusieurs procédés biologiques ont été ainsi découverts, mais nous décrirons seulement les deux adaptations de ce principe qui sont de beaucoup les plus pratiques et dont de nombreux exemples existent déjà en Angleterre. (Les autres se rattachant à ces deux types avec des complications de détail qui les rendent plus coûteux et beaucoup moins pratiques).

Ces deux procédés sont : 1° le système de Sutton inventé par le chimiste Dibdin ;

2° Le « Septic tank » ou fosse septique, perfectionnement du premier inventé par M. Cameron, ingénieur à Exeter.

Principe des procédés bactériologiques.

On a découvert que les eaux d'égout contiennent des bactéries nécessaires à leur purification, des savants tels que Schlœsing, Müntz, Muller, Marié-Davy nous ont fait connaître ensuite la fonction exacte de ces bactéries.

Ces infiniment petits peuvent se diviser en deux groupes, les aérobies et les anaérobies pouvant multiplier et croître dans des conditions absolument différentes ; les premiers ont besoin de la présence de l'air pour vivre et ensuite travailler et exercer leur fonction destructive sur les matériaux en présence dans le liquide; les seconds, au contraire, n'ont pas besoin d'air, ils vivent à la partie inférieure du liquide, ne commençant à travailler que lorsqu'il n'y a plus d'oxygène. Alors les matières organiques subissent une dislocation de leurs molécules en produisant des gaz que l'on peut recueillir à la surface du liquide.

Il s'agissait donc dans le problème de l'épuration des eaux d'égout de trouver et d'établir les conditions dans lesquelles ces espèces de bactéries pouvaient le mieux être cultivées et servir à la destruction des matières organiques pour les ramener à l'état de matières minérales.

C'est précisément ce qu'ont trouvé MM. Dibdin et Cameron.

Nous ne nous étendrons pas plus longtemps sur ces démonstrations chimiques, laissant la parole à des savants beaucoup plus autorisés que nous (1), (2).

(1) Lire dans la publication de M. G. Thudichum, de Londres, les rapports de M. Dibdin.

(2) Lire le rapport de M. le docteur Calmette paru dans la *Revue d'Hygiène* de mars 1901.

Procédé de Sutton.

Ce procédé, découvert et installé à Sutton par M. Dibdin, chimiste conseil du comté de Londres, est basé principalement sur l'action des aérobies.

Sutton est une petite ville de 17.000 habitants dont les égouts débitent journellement environ 2.500 mètres cubes de liquide, pouvant être doublés en temps de pluie. Jusqu'en 1896, Sutton traitait ses eaux vannes par un système de précipitation chimique, très coûteux et loin d'épurer suffisamment les eaux, car celles-ci étaient refusées par le service de protection de la Tamise.

En 1896, M. Dibdin proposa à l'administration de Sutton de remplacer le système de précipitation chimique par le système des filtres ou lits bactériens.

La proposition fut aussitôt adoptée et mise en pratique, en octobre 1896 l'eau d'égout brute arrivait sur le premier lit de bactéries. Cette expérience donna des résultats inespérés.

Ce lit primitif avait une surface d'environ 155^{m^2}, il était constitué par des cassons d'argile cuite sur une épaisseur de $1^m,10$. Étant donnés les résultats obtenus, la ville de Sutton n'hésita pas à construire des nouveaux filtres de façon à traiter entièrement ses eaux d'égout. A ces filtres à grains grossiers on ajouta des filtres à grains fins en contre-bas des premiers, et une chambre à sable à l'arrivée des eaux d'égout.

Depuis l'invention de M. Cameron, à Exeter, la ville de Sutton, pour compléter son installation sur le conseil de M. Dibdin lui-même, a ajouté un réservoir septique facilitant l'action des anaérobies; elle a obtenu alors un degré de purification de 89 0/0.

D'autre part, en adoptant le traitement par procédés bactériens la ville de Sutton réalisa un bénéfice annuel de 500 livres (12.500 fr.).

(Voir ci-contre le schéma d'une installation de Dibdin).

Défauts de ce système.

Le traitement des eaux d'égout simplement par le procédé des filtres bactériens présente plusieurs inconvénients, d'abord il nécessite une grande surface de terrain pour l'établissement des filtres étant donné qu'il faut toujours au moins deux séries de filtres et même souvent trois, de grains différents comme grosseur. Ces filtres étant en grand nombre, leur construction devient une somme importante.

Il faut, en outre, un personnel assez nombreux pour le décrassement des premiers filtres qui ont constamment à leur surface une couche de matières en putréfaction.

M. le docteur Calmette dit :

« Ce système donne de bons résultats lorsqu'il s'applique à des eaux ammoniacales très diluées. Mais lorsque les eaux d'égout renferment une notable proportion de substances ternaires et de matières organiques insolubles, comme c'est le cas général ils s'encrassent à leur surface et on est obligé de suspendre leur fonctionnement après quelques semaines... »

Avec ce système on ne tire aucun profit des eaux d'égout.

Nous restons donc en présence du procédé à fosses septiques et lits bactériens aérobies, du reste comme meilleure preuve de la supériorité de ce procédé nous devons déclarer que presque toutes les villes qui avaient des installations à simples lits de bactéries ont ajouté la fosse septique du système Cameron. Nous allons décrire ce système.

*

Le Septic Tank (Fosse septique).

Ce procédé découvert par M. Donald Cameron en 1895 et perfectionné ces temps derniers, contrairement au précédent est basé principalement sur l'action des anaérobies.

A la suite de ses recherches M. Cameron fut convaincu que les matières solides contenues dans les eaux d'égout étaient susceptibles de se décomposer et de se dissoudre par l'action des micro-organismes anaérobiques.

Ses recherches avait aussi pour but de remédier à l'inconvénient de la période de repos des « lits bactériens ou filtres aérobies de Dibdin ».

Description de l'installation expérimentale d'Exeter.

Cette petite installation, qui a servi depuis de type pour l'extension du procédé, est construite à Belle-Isle, faubourg d'Exeter.

Elle se compose principalement de :

1° Une chambre à sable ou de dégrossissage;

2° De la fosse septique;

3° De cinq lits filtrants ou lits aérobiens.

La chambre à sable est une chambre à grilles où les matières lourdes et imputrescibles telles que le sable, les pierres, objets métalliques, etc., sont arrêtées et où un mécanisme spécial, sorte de peigne à bascule automatique permet de nettoyer constamment les grilles. Cette chambre est divisée en deux parties par une cloison médiane.

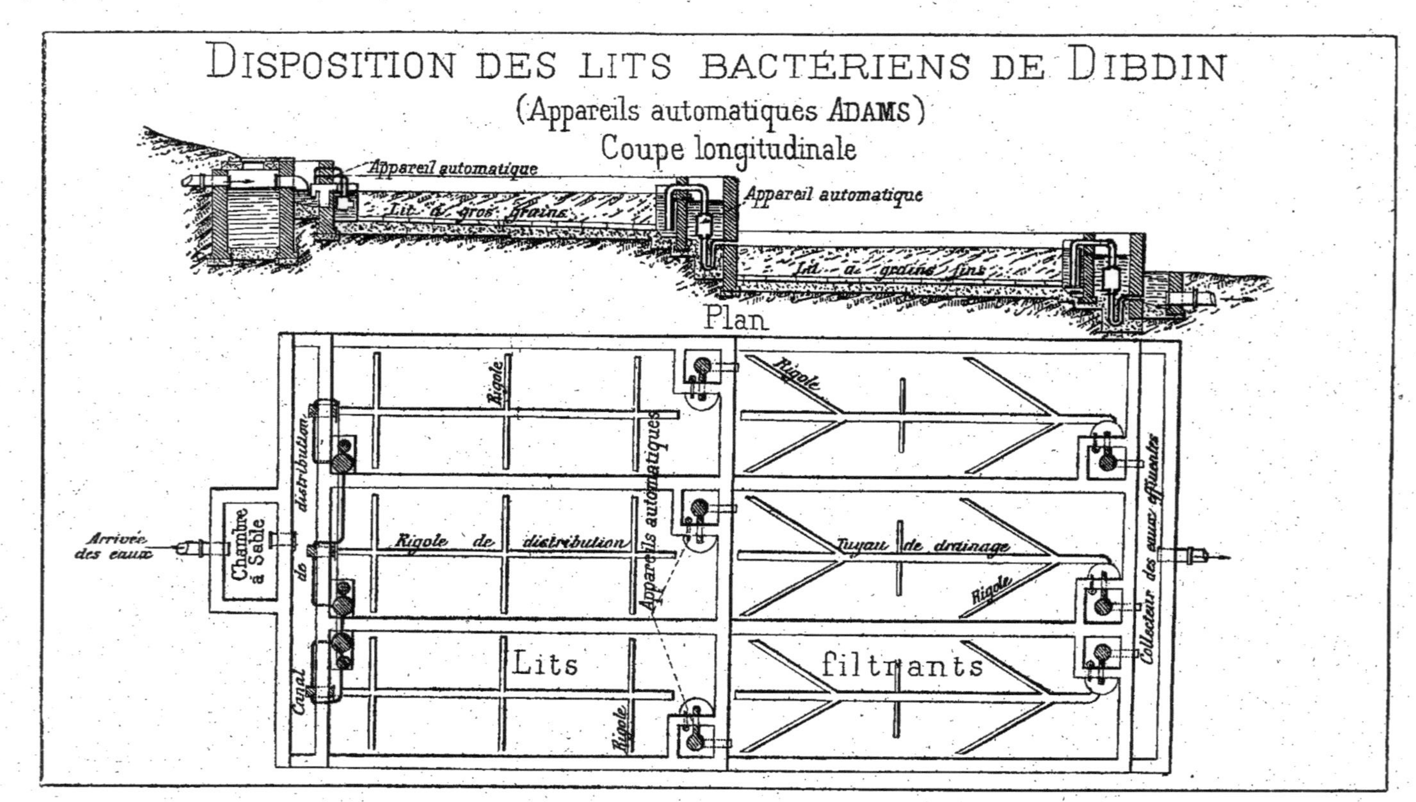
DISPOSITION DES LITS BACTÉRIENS DE DIBDIN
(Appareils automatiques ADAMS)
Coupe longitudinale
Appareil automatique
Lit à gros grains
Appareil automatique
Lit à grains fins
Plan
Rigole
Rigole
Canal de distribution
Chambre à Sable
Arrivée des eaux
Rigole de distribution
Appareils automatiques
Lits
Rigole
Tuyau de drainage
Rigole
filtrants
Collecteur des eaux effluentes

La fosse septique ou plus communément fosse à fermentation à une capacité de 54.000 gallons (245 mètres cubes) pour pouvoir traiter le débit journalier d'un district de 1.500 habitants environ. Elle mesure 64 pieds 10 pouces de long (19^{m},77) sur 18 de large (5^{m},49) et 7 pieds 5 pouces de haut (2^{m},26).

Elle est construite en maçonnerie de brique et enduit de ciment, recouverte par une voûte en brique également cimentée; pour servir aux observations expérimentales, on a ménagé dans la voûte un trou d'homme ou regard. La fosse est hermétiquement close, sans air ni lumière.

Du côté de la chambre à sable, et à environ 80 centimètres au-dessous du niveau de l'eau, la fosse est percée de deux ouvertures par lesquelles entre le liquide; du côté opposé, le liquide sort par une ouverture pratiquée à environ 60 centimètres au-dessous du niveau de l'eau.

De la surface du liquide à la partie haute de la voûte il doit rester environ 70 centimètres d'espace vide; c'est dans cet espace que se recueillent les gaz produits de la fermentation.

A la sortie de la fosse les eaux vannes passent dans une petite rigole servant de jauge et se déversent de chaque côté en s'aérant, de là elles passent dans des petits puits où un appareil automatique renvoie les eaux alternativement et à tour de rôle dans les filtres. Dans cette petite installation d'Exeter, il y a cinq filtres ou lits bactériens dont quatre sont continuellement en usage, tandis que le cinquième est tenu en réserve, disposition qui permet à chaque filtre d'avoir un repos d'une semaine par mois. Le cinquième filtre peut servir en cas d'orage.

Chaque filtre a une superficie de 80 yards (67^{m2}) et une profondeur de 5 pieds (1^{m},525); ils seront construits en maçonnerie avec ciment.

La matière filtrante est constituée par du mâchefer et du coke concassés qui occupent les 0,4 du volume, l'eau les 0,6.

La grosseur des matériaux filtrants varie avec la profondeur, c'est ainsi qu'à la surface ils ont environ 1 centimètre, au milieu 2 centimètres et au fond 5 centimètres, c'est-à-dire pouvant passer dans les mailles d'une claie ayant ces dimensions.

Des tuyaux de drainage posés sans être jointoyés au fond du lit reçoivent l'eau filtrée et la conduisent dans une canalisation latérale, qui, elle, déverse l'eau à la rivière. L'appareil automatique dont nous avons parlé plus haut, en même temps qu'il remplit les filtres, en assure aussi d'une façon automatique la vidange; le même mouvement qui permet le remplissage d'un filtre permet d'en vider un autre. Le liquide arrive sur les filtres par des petits conduits ou demi-tuyaux en terre cuite posés en diagonale.

Telle est dans ses grandes lignes la description du procédé découvert par M. Cameron et adopté maintenant d'une façon générale dans toute l'Angleterre.

Le procédé est breveté en France et dans presque tous les grands États.

(Voir ci-contre un schéma de l'installation expérimentale d'Exeter.)

Fonctionnement.

Nous allons maintenant décrire le fonctionnement de ce système :

Les eaux d'égout arrivent d'abord dans les chambres à sable, où les matières imputrescibles sont arrêtées, de là elles passent dans la fosse septique.

Ici, il y a lieu de détailler et de bien remarquer le fonctionnement de cette fosse combinée d'une façon vraiment ingénieuse; du reste, toute la valeur du procédé réside dans cette fosse.

Les eaux arrivent donc à la partie inférieure de la fosse, pour que les couches de bactéries ne soient pas troublées et pour qu'elles n'entraînent pas d'air. Le courant, par une simple

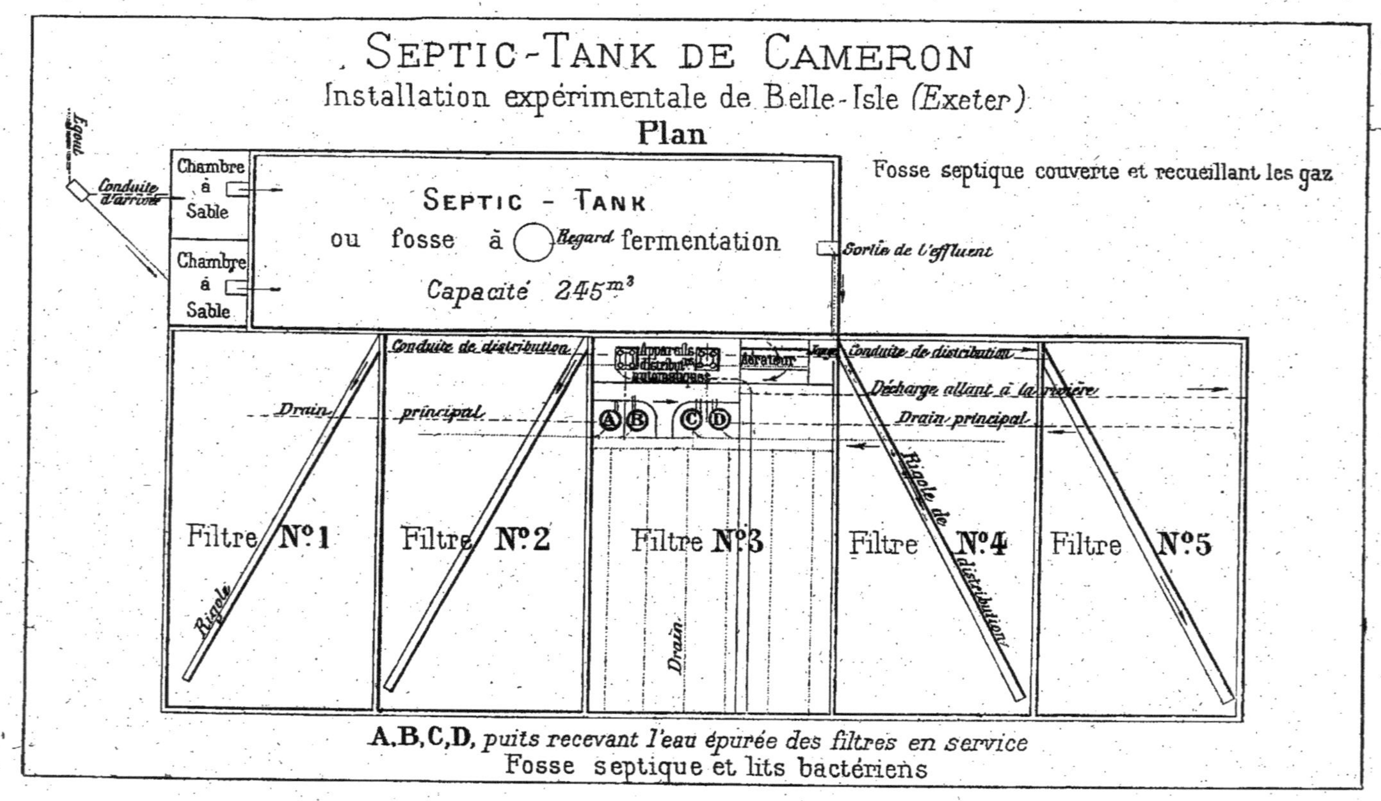

A,B,C,D, *puits recevant l'eau épurée des filtres en service*
Fosse septique et lits bactériens

proportion des entrées et de la sortie, a été ménagé de façon que la distance entre l'entrée et la sortie soit parcourue à une vitesse d'environ 60 centimètres à l'heure. De ce fait, l'eau reste environ vingt-quatre heures dans la fosse septique.

Pendant ce laps de temps, les bactéries anaérobies travaillent, c'est-à-dire qu'elles désagrègent les matières en suspension dans le liquide et aussi celles qui, à leur arrivée, sont tombées au fond. Ces matières, en partie solubilisées et entraînées par les gaz produits de la décomposition (nous étudierons plus loin la composition de ces gaz), montent à la surface et forment comme une espèce d'écume épaisse ressemblant au vieux cuir; dans cette écume, les bactéries travaillent avec une grande activité et achèvent leur œuvre; les substances organiques sont complètement liquéfiées; il n'en reste qu'une infime quantité d'espèce d'humus noirâtre qui se dépose au fond. Ce dépôt de matières difficilement solubles, après deux ans de fonctionnement, avait une épaisseur de 25 centimétres; à partir de ce niveau, il n'augmente presque plus; ainsi aujourd'hui, soit après cinq ans, il a 30 centimètres; on peut donc dire qu'il faudra vingt ans pour atteindre 60 centimètres, et à ce moment-là seulement la fosse devra être nettoyée, opération simple et facile.

Quant à l'écume formant la croûte supérieure, après plusieurs mois de fonctionnement, elle a atteint environ 20 centimètres d'épaisseur, et, au bout de cinq ans, elle est restée sensiblement la même.

On peut donc conclure que, dans cette épaisseur, les bactéries sont en assez grand nombre pour désagréger au fur et à mesure les matières contenues dans les eaux d'égout.

Par une ouverture placée à environ 60 centimètres au-dessous du niveau du liquide, l'effluent sort de la fosse septique et passe dans une espèce de rigole d'où il se déverse dans les petits puits où un appareil automatique le distribue dans les filtres à tour de rôle.

A la sortie de la fosse, les eaux ne contiennent presque rien

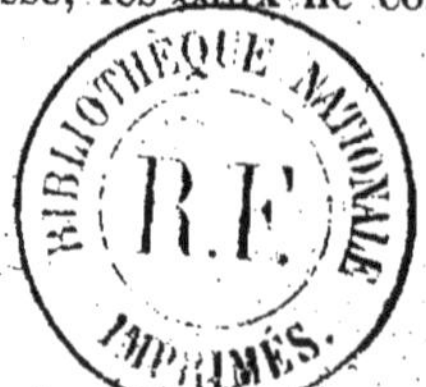

autre que des matières organiques solubilisées; elle seront donc traitées efficacement sur les lits bactériens aérobies; il ne reste plus de boue. En se déversant de la jauge dans les puits, les eaux se sont bien aérées. Elles sont amenées à la surface des lits par un caniveau en demi-tuyau; elles se répartissent rapidement sur toute la surface et passent au travers des scories. Le travail des aérobies commence alors; il font d'abord passer à l'état d'ammoniaque et de nitrates les matières organiques solubilisées, puis les filtres étant suffisamment aérés, l'ammoniaque, en s'oxydant, passe aussi à l'état de nitrates.

L'eau sortant de la partie inférieure des filtres est alors épurée, car la plus grande partie (90 à 95 0/0) des bactéries ont disparu faute d'aliment, puisqu'il n'y a plus de matières organiques nécessaires à leur nourriture et à leur multiplication.

Comme nous le voyons, une petite quantité de microbes n'est pas détruite, mais cela ne doit surprendre personne, car en effet, à l'aide de ce simple procédé, on n'a pas la prétention de stériliser l'eau, mais simplement de la rendre au moins aussi pure que l'eau de la plupart de nos fleuves et rivières. Dans le cas présent, l'eau rendue est aussi pure que l'eau de la Seine prise en amont de Paris; elle est rejetée dans la petite rivière d'Exeter où les poissons vivent parfaitement.

Le travail des filtres ou lits aérobies est réglé de la façon suivante par l'appareil automatique dont nous avons parlé plus haut :

Une heure de remplissage;
Deux heures de contact avec les scories;
Une heure de vidange;
Quatre heure de repos pour l'aération des scories.

Ce travail est répété trois fois en vingt-quatre heures.

Avec le « septic tank » ou fosse à fermentation, une seule

série de filtres suffit; dans des cas tout à fait exceptionnels, on place deux séries de filtres.

Des analyses faites à des époques différentes par le docteur Ridael, on peut dresser le tableau suivant de l'état des eaux à leur arrivée et à leur sortie des premiers filtres :

	PARTIES PAR 100.000		
	Eau d'égout à l'entrée de la fosse septique.	Eau à la sortie de la fosse septique.	Eau à la sortie des filtres.
Oxydabilité	6,56	4,32	0,78
Ammoniaque libre. . . .	3,6	4,9	2,48
Azote albuminoïde. . . .	1,40	0,64	0,45
Nitrites.	0,00	traces	traces
Azotes de nitrates	0,00	0,041	1,36
Azote total	7,4	6,24	4,5
Substances solides totales.	81,4	53,8	45,0

Ce tableau fait ressortir la bonne qualité des eaux épurées.

Perfectionnements du procédé.

La petite installation que nous venons de décrire a servi d'expérience ; depuis, quelques améliorations ont été apportées au procédé, de sorte qu'aujourd'hui on peut dire que ce système donne des résultats surprenants.

M. Cameron ayant associé à ses recherches MM. Commin et Martin, ingénieurs à Exeter.

Dans l'installation actuellement en construction pour toute la ville d'Exeter (50.000 habitants), l'extrados des voûtes des fosses septiques est enduit d'une couche de goudron, de façon à empêcher la sortie des gaz, ces gaz serviront au chauffage pour la production de force motrice nécessaire à une usine d'électricité.

La façon dont l'effluent est repris dans les réservoirs septiques est aussi très ingénieuse; un tuyau en fonte en suspension dans le liquide à environ $0^m,60$ au-dessous du niveau et portant à sa partie inférieure une rainure longitudinale, est placé en travers des fosses, du côté de la sortie; de la sorte, l'écoulement se fait sans la moindre secousse, sans nuire par conséquent au travail des microbes.

Un seul appareil automatique, d'un mécanisme très simple et très pratique, suffit pour assurer alternativement le remplissage et la vidange de quatre filtres.

(Voir ci-contre le schéma d'un « Septic tank » perfectionné.)

Supériorité du Septic tank.

La supériorité de ce procédé par fosse septique est établie par de nombreux avantages :

Il est d'ailleurs moins coûteux que le meilleur des procédés connus jusqu'à ce jour. Nous avons vu que le meilleur procédé en concurrence avant le Septic tank était le procédé de Sutton, inventé par M. Dibdin. Eh bien, si on le compare avec ce système, on constate qu'une fosse septique et une seule série de filtres donnent un résultat sensiblement supérieur à celui donné par deux séries de filtres de Sutton.

Une fosse septique remplaçant toute une série de filtres, il en résulte une économie de 30 0/0, et cette économie se traduit également dans le terrain, de sorte que l'espace nécessaire est d'un tiers en moins. Or, comme nous l'avons vu, dans la plupart des cas, une fosse et une série de filtres suffisent et si, dans des cas tout à fait particuliers, il était nécessaire d'avoir une fosse et deux séries de filtres, avec le procédé de Sutton, il faudrait alors trois séries de filtres, de sorte que l'économie subsiste toujours.

Avec le « Septic tank » la main-d'œuvre nécessaire est insi-

PLAN D'UN "SEPTIC-TANK"

pour une Ville de 15.000 habitants.

Fosses septiques et une seule série de lits filtrants

Appareils automatiques Système CAMERON

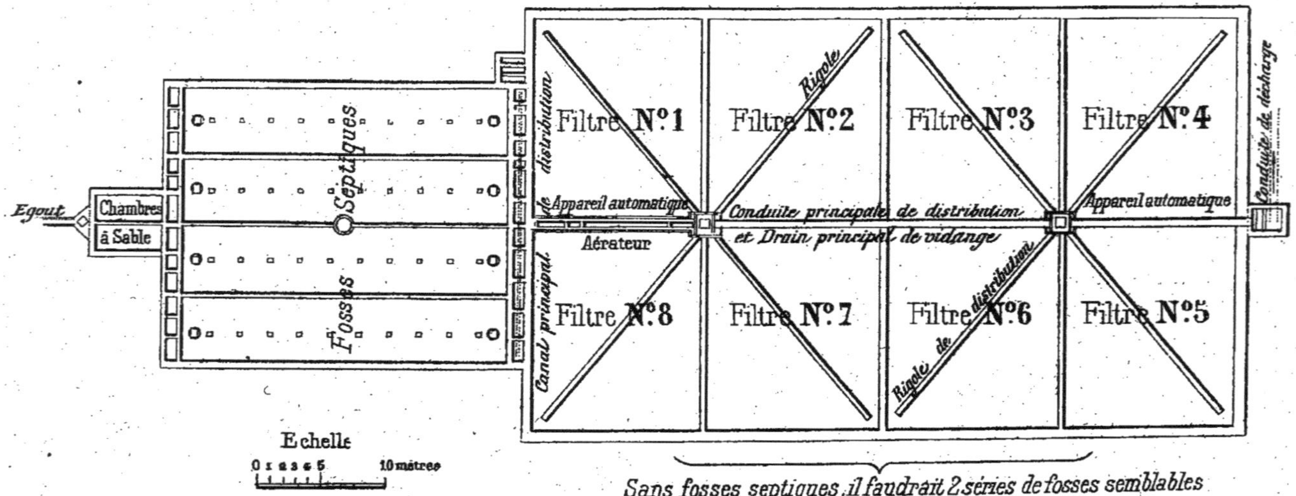

Sans fosses septiques, il faudrait 2 séries de fosses semblables

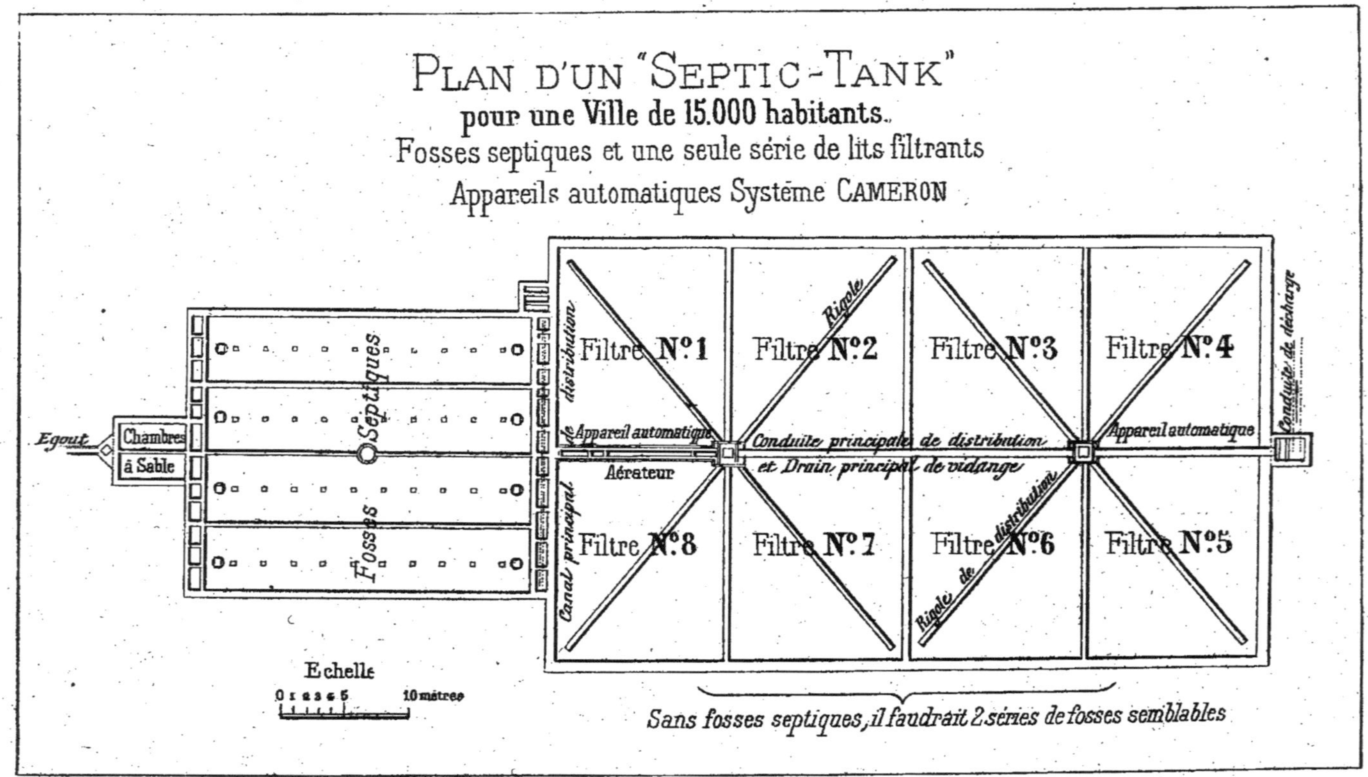
PLAN D'UN "SEPTIC-TANK"
pour une Ville de 15.000 habitants.
Fosses septiques et une seule série de lits filtrants
Appareils automatiques Système CAMERON
Egout
Chambres
à Sable
Fosses Septiques
Canal principal de distribution
Appareil automatique
Aérateur
Filtre N°1
Filtre N°2
Filtre N°3
Filtre N°4
Filtre N°5
Filtre N°6
Filtre N°7
Filtre N°8
Rigole
Rigole de distribution
Conduite principale de distribution
et Drain principal de vidange
Appareil automatique
Conduite de décharge
Echelle
0 1 2 3 4 5
10 mètres
Sans fosses septiques, il faudrait 2 séries de fosses semblables

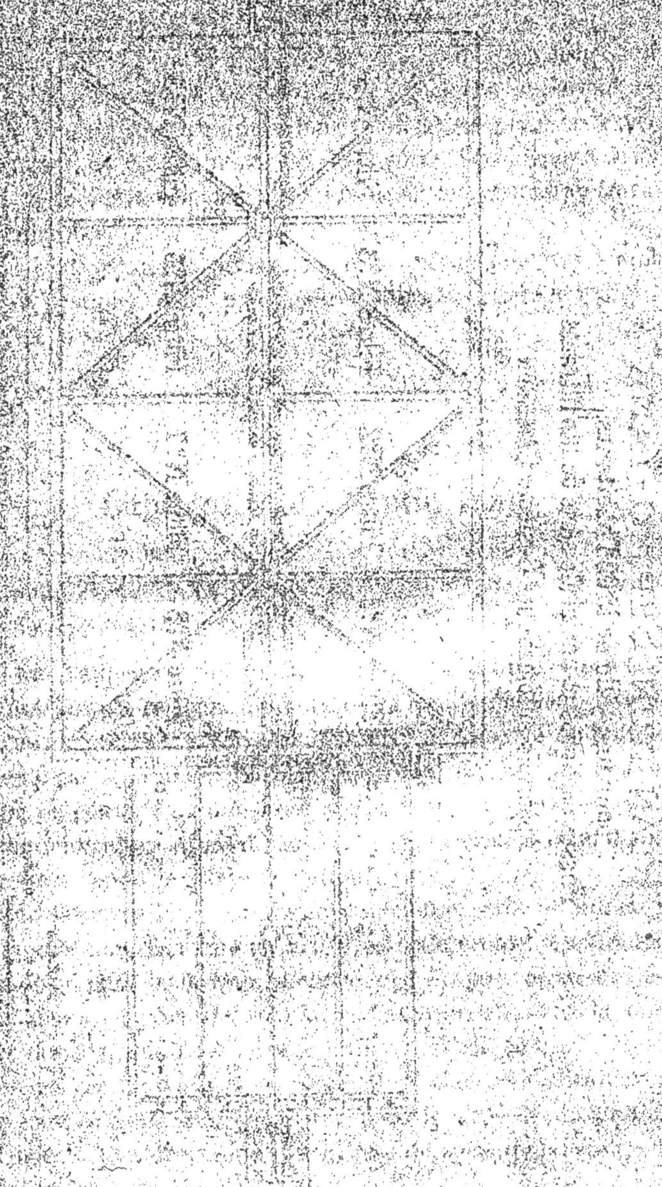

gnifiante, un seul homme suffit pour une installation de 50.000 personnes. Il ne se forme pas de boue, l'encrassement des filtres n'est pas à craindre, comme dans le système de Sutton, où la première série de filtres a constamment besoin d'être nettoyée ; en outre, cette série de filtres travaille difficilement en hiver, car l'effluent étant à ciel ouvert se refroidit beaucoup et l'action des microbes est moins efficace.

Du reste, partout où le Septic tank a été en concurrence avec d'autres procédés, à Leeds, à Yeovil, à Manchester, etc., à la suite de nombreux essais et sur les rapports de plusieurs experts, il a toujours été déclaré le meilleur. Les conclusions des experts ont de plus reçu l'approbation du « Local Government board » qui constitue en Angleterre notre Conseil supérieur d'hygiène.

Enfin, pour mieux démontrer la supériorité du Septic tank sur le procédé de Sutton, nous dirons simplement que, sur le conseil de M. Dibdin lui-même, on a ajouté à l'installation de Sutton une fosse septique, M. Dibdin déclarant :

« Il est clairement démontré, à notre avis, que le procédé est bien efficace au point de vue chimique et bactériologique pour la purification des eaux d'égout sans l'aide de matières chimiques et que. par le système combiné du Septic tank et des filtres, un effluent est obtenu d'un caractère des plus satisfaisants. »

Avantages du Septic tank.

La supériorité du procédé est donc bien établie, au point de vue du résultat et au point de vue économique et pratique, mais en outre qu'il coûte 30 0/0 moins cher que le meilleur de ses concurrents, il est d'un rapport excellent par le gaz que l'on peut en retirer.

En effet, nous avons vu plus haut que la fermentation anaérobie produisait des gaz qui montaient à la surface des fosses; ces gaz ont été analysés par le docteur Ridael qui en a trouvé les mélanges suivants :

	En volume.
Acide carbonique	0,6
Méthane ou gaz des marais	24,4
Hydrogène	36,4
Azote	38,6

Ces gaz sont inflammables, comme il est démontré journellement dans les installations.

Nous laisserons du reste ici la parole à nos compatriotes, M. le docteur Calmette, qui déclare : « Ces gaz ne renfermant qu'une très petite portion d'acide carbonique, sont inflammables. On peut les recueillir dans des cloches et, si l'on disposait de réservoirs septiques couverts, semblables à ceux du système Cameron, que nous avons vu fonctionner à Manchester et à Leeds, mais plus vastes, il serait assurément possible d'utiliser ces gaz pour l'éclairage et le chauffage. Nous avons pu constater qu'ils brûlaient en donnant une flamme très éclairante avec un manchon Auer. »

M. le docteur Calmette déclare ensuite que la quantité de gaz que l'on pourrait ainsi capter ne s'élève qu'à 8 mètres cubes environ par 100 mètres cubes d'eau d'égout fermentée ; nous verrons plus loin que cette évaluation n'est pas tout à fait exacte.

M. Launay, ingénieur en chef de l'assainissement de la Ville de Paris, déclare : « Les gaz dégagés sont inflammables et, sans aucun doute, si l'on disposait d'une surface de réservoirs septiques couverts suffisante, ils pourraient être employés pour le chauffage et l'éclairage ».

Nous disions tout à l'heure que l'évaluation par le docteur Calmette, du gaz recueilli n'était pas exacte ; en effet, à la suite de nombreuses expériences faites à différentes époques,

M. Cameron à Exeter, a recueilli en moyenne 15 mètres cubes 700 de gaz pour 100 mètres cubes d'eau d'égout.

Or, les eaux d'Exeter sont sensiblement les mêmes que celles de Paris, la petite ville n'ayant pas, proportionnellement, plus d'usines et usant la même proportion d'eau de voirie.

Étant donné cette constatation, voyons le résultat pour Paris par exemple.

Simples calculs.

Pour une installation de Septic tank, en comptant en moyenne 200 litres d'eau par jour et par personne, on trouve que, pour une ville importante comme Paris, le prix d'installation serait de 5 francs par personne, compris achat du terrain ce qui donnerait au total 14 millions de francs.

La Ville de Paris rejette journellement 600.000 mètres cubes d'eau d'égout; si nous prenons l'évaluation du docteur Calmette, nous trouvons donc que

$$\frac{600.000 \times 8}{100} = 48.000^{mc} \text{ de gaz par jour;}$$

avec l'évaluation de M. Cameron,

$$\text{que } \frac{600.000 \times 15.700}{100} = 94.200^{mc} \text{ de gaz par jour.}$$

Si nous comptons le mètre cube à 15 centimes nous trouverons dans le premier cas un rapport journalier de 7.200 francs, dans le second cas de 14.130 francs.

Les frais d'entretien et imprévu coûteraient environ 1.200 fr. par jour (50 personnes suffisant à assurer le fonctionnement des fosses et des filtres).

Si l'on retranche cette somme, on trouvera le résultat surprenant que voici ;

Dans le premier cas, le rapport du capital sera du 16 0/0, et dans le second, du 31 0/0,

14 millions placés à 5 0/0 ne rapportant que 1.917 francs par jour.

Voilà un résultat sur lequel il n'est pas besoin d'appuyer davantage, ainsi non seulement on débarrassera la ville et ses environs, on supprimera le souci de la question toujours épineuse des terrains d'épandage, mais encore on en tirera un profit considérable.

Quant à la surface nécessaire pour une installation comme Paris, nous emprunterons encore à M. Launay et au docteur Calmette les évaluations qu'ils ont pu contrôler dans leur mission en Angleterre :

En supposant une profondeur de 3 mètres aux fosses septiques et de 1 mètre aux lits filtrants dans lesquels la capacité liquide n'est que d'un tiers. Pour Paris, où nous déclarons qu'il suffirait d'une seule série de filtres, il faudrait pour

100.000 mètres cubes d'eau par jour :

Réservoirs septiques, 3 hectares 33,

Lits filtrants, 10 hectares.

Soit pour 600.000 mètres cubes c'est-à-dire pour la ville de Paris entière : 79 hectares 98.

Or, dans le système actuel d'épandage, il faut pour 100.000 mètres cubes :

$$\frac{100.000^{mc} \times 365 \text{ jours}}{40.000^{mc}} = 900 \text{ hectares}$$

soit pour 600.000 mètres cubes 5.400 hectares ; surface 67 fois plus grande que celle nécessitée par le traitement bactérien.

Plusieurs savants et chercheurs probablement dans le but d'éviter l'emploi du brevet du septic tank, se sont demandés s'il y avait lieu de couvrir les réservoirs septiques, sous prétexte aussi que les réservoirs septique ouverts donnaient des résultats presque aussi satisfaisants. L'hésitation à ce sujet n'est pas permise après notre calcul précédent ; la couverture d'abord représente une somme bien minime par rapport au profit considérable tiré des gaz produits.

En outre, comme l'ont déclaré plusieurs docteurs, les réservoirs septiques étant fermés, par conséquent sans air, les ferments sont dans de meilleures conditions de vie anaérobie et de température constante; ce dernier point a sa valeur car il importe de conserver aux eaux d'égout la quantité de chaleur qu'elles ont en entrant, le travail des bactéries est facilité et surtout l'effluent sera garanti contre la gelée en hiver.

Les expériences de Leeds et de Manchester en faveur du Septic tank et montrant qu'au point de vue chimique les résultats obtenus avec réservoirs septiques ouverts et réservoirs fermés étaient sensiblement les mêmes n'ont pas été faites en hiver et sur des réservoirs assez grands, sinon on aurait constaté qu'en hiver la différence des résultats entre l'un et l'autre des réservoirs était assez grande.

La question du bénéfice tiré des gaz est suffisante pour enlever toute hésitation, cependant il y a une autre question importante: *le réservoir septique couvert supprime les odeurs*; c'est ainsi que dans toutes les installations du Septic tank fermé, l'odeur répandue est nulle; qu'il existe même souvent des habitations à proximité ; les fosses septiques, étant couvertes, elles peuvent être garnies de terre comme à Exeter, on peut aussi y cultiver des fleurs ou plantes légères.

Les avantages du réservoir septique, comme le déclare M. Launay, sont les suivants:

1° La production d'un effluent pratiquement uniforme, même lorsque l'eau d'égout a une composition aussi variable qu'à Leeds, par exemple ;

2° La dissolution d'une partie des matières solides en suspension, laquelle à Leeds s'élève à 40 0/0 ;

3° La putréfaction anaérobique qui a lieu dans le réservoir septique facilite la filtration ultérieure en rendant la matière fiiltrée moins sujette à une putréfaction secondaire.

Généralisation du procédé.

Le procédé des réservoirs septiques donne en outre des avantages ci-dessus, la facilité de pouvoir être installé pour des habitations particulières, des écoles, casernes, hôpitaux, usines, etc., disposant d'un petit espace de terrain.

Le gaz recueilli servira à l'éclairage ou au chauffage d'une partie de ces édifices. Chaque village pourra même avoir sa propre installation.

Nous avons vu que les eaux sortant des filtres contenaient beaucoup de nitrates assimilables ; elles sont donc très propices à la culture et pourraient être distribuées avantageusement en épandage.

Il a été dit quels étaient les inconvénients du système de l'épandage, rendant la culture esclave des nécessités de l'irrigation. L'épuration bactérienne remédierait à ces inconvénients, car les eaux pouvant être ou non, distribuées selon les besoins, elle servirait de régulateur pour la culture. Alors qu'aujourd'hui il est difficile pour Paris de se débarrasser des eaux d'égout, peut-être qu'avec ce procédé elles seraient encore une source de profit.

Lorsque toutes les maisons de Paris seront pourvues du tout-à-l'égout, le résultat sera encore supérieur à celui obtenu avec les eaux actuelles, tandis qu'au contraire l'épandage donnera des résultats plus mauvais.

Pour les villes situées près de la mer, l'installation de fosses septiques seules suffirait ; en effet, l'effluent sortant de ces fosses a déjà subi une purification d'environ 50 0/0. Ce système a été adopté à Swansea, ville de plus de 200.000 habitants. Même pour des villes de l'intérieur désirant une installation économique, les fosses septiques seraient encore suffisantes, les eaux pourraient être ensuite employées avantageusement à l'épandage.

Références probantes.

Les références témoignant en faveur du procédé des réservoirs septiques ne sont plus à compter, nous dirons simplement que ce principe d'épuration bactérienne par fosses septiques et lits filtrants est préconisé aujourd'hui en Angleterre par toutes les sommités médicales et hygiénistes, parmi lesquelles nous citerons : Docteurs Ridael, Pickard, Percy Frankland, Dupré, Dibdin, H. Lancet, Pearmain, Perkins, G. Thudichum, Baldwin Latham, Marquis de Lorme, Président de l'Institut Royal de santé publique, etc., etc.

Le Docteur Pickard ayant fait des expériences, déclare entre autres : « L'action combinée du Tank et des filtres est très efficace contre les germes de typhoïde, la grande majorité de ces germes est détruite. »

Enfin, l'une des meilleures références encore, c'est la liste des installations de ce procédé, actuellement terminées ou en cours d'exécution : nous joindrons donc cette liste au présent rapport.

Nous terminerons cet exposé déjà trop long peut-être, en citant la conclusion finale donnée par la mission française qui s'est rendu compte par elle-même de l'importance de la découverte :

M. le docteur Calmette termine son rapport en disant :

« Suivant les circonstances et suivant les conditions économiques qui se présenteront, le système d'épuration biologique simple ou le système d'épuration mixte, chimique ou biologique devra prévaloir. Que l'on adopte l'un ou l'autre, étant donnée la perfection de leurs résultats, l'industrie et l'hygiène y trouveront leur compte. »

M. Launay termine en déclarant :

« En résumé nous sommes convaincu que les nouveaux procédés que nous avons décrits sont appelés à rendre de réels services dans notre pays, et à Paris notamment . . . . . .

. . . .

» Il y a là, comme on le voit, un vaste champ d'études à explorer, tout en continuant à se tenir au courant des résultats obtenus en Angleterre. C'est ce que nous ferons avec ardeur et l'intime conviction que l'adoption de ces nouvelles méthodes marquera une date mémorable dans l'histoire de l'assainissement des villes et de la science de l'hygiène. »

Nous ajouterons qu'aujourd'hui toutes les installations faites en Angleterre du Septic tank avec lits filtrants sont admises par le « Local Governement Board », les eaux sont rejetées dans les rivières et cependant la plupart des rivières d'Angleterre ont des services de « protection ».

Il ne nous reste plus qu'à souhaiter de voir en France adopter et propager les procédés scientifiques qui donnent de semblables résultats.

Bernard BEZAULT,

Ingénieur sanitaire,

Architecte, diplômé par le Gouvernement.

ÉPURATION BACTÉRIENNE DES EAUX D'ÉGOUT

Procédé du Septic Tank ou fosse à fermentation.

LISTE DES INSTALLATIONS TERMINÉES

Belle Isle, Exeter.
Pynes.
Granfield Court.
St. Budeaux.
Warley.
Altham.
Styal Cottage Homes.
Hexham.
Sand hutton Hall.
SilkmsreHall.
Ledstone.
Barrhead.
Rattray.
Kirkcaldy Hospital.
Solsgirth House.
Lennox Joint Hospital.
West Kirby.
Bromyard Workouse.
Broughton.
Fringford Manor.
Northowram Brewery.
Hardwicke Grange.
Chestall Estate.
Frinton-on-Sea.
Ramsey.
Rock Cottages.
Heathfield Park.
Paulton Park.
Royal Victoria Homes.
Holmdale.
Fulmer Gardens, Slough.
Ockley Court.
Andover.
Cuckfield Park.
South Elmsall.
Overstrand, Cromer.
Devizes Barracks.
Yeo Valley Drainage.
(4 installations for Bristol Water Works.)
Aberbegg Constabulary.
Waunllwyd Hotel.
Hartley Wintney.
Moor Hall.
Upottery Manor.
Okehampton Camp.
Kitley House.
Newton Harcourt.
Westbury-on-Trym.
Caythorpe.
Mellerstain.
Longholme Cottage Hospital.
Cumberland and Westmoreland Asylum.
Maidenhead.
Elcot Park.
Seaton.
Factory, Belfast.
St. Edmondsbury, Ireland.
Kennedy, L., Esq., Ireland.
Tipperary Barracks.
Leeds (experimental).
Manchester do.
Yeovil, do.
Ayr Small Pox Hospital.
Fenton.
Kirby Muxlce.
Brook House.
Oaklands.
Tandridge Court, Oxted.
Brent Polham Hall.
Bisley Cottage Homes.

Cromer.
Cottesmore House.
Wood End, Botley.
Prestwold Hall.
Warlingham Hall.
Doune, N. B.
Springvale Hospital.
Dubarton Joint Hospital.
New Place, Sunningdale.
Burnaby Estate.
Longwood, Huddersfield.
Raby Castle Estate.
Rosslynlee Asylum, N. B.
Stapleford Hall.
Monk's Horton Park.
West Bridgford.
West Runton Hotel.
Sidbury.
Great Ouseburn.
Earlston.
Allwoodley.
Whittingham Asylum.
Cadoxton Lodge.
Whitewebbs Park, Enfield.
Fen Place.
Sheringham.

LISTE DES INSTALLATIONS EN COURS D'EXÉCUTION

All Saints Convent, St. Albans.
Bridgnorth.
Blandford Brewery, Blandford.
Broadstone House, Port Glasgow.
Breach and Wick.
Cranleigh.
Cooper's Hill College.
Exeter.
Holloway Sanatorium, Virginia Water.
Heron Bridge, Chester.
Itchen, Southampton.
Limpsfield and Oxted, Surrey.
Morecambe.
Malpas Court Estate, Newport, Mon.
Normanton-by-Derby.
Ottery St. Mary, Devon.
Pinewood, Wellington College.
Pulford, Chester.
St. Mary's Priory.
St. Edmund's School, Haslemere.
Taunton.
Thorverton.
Wittingham Asylum (second installation).
Wells.
Yeovil.

IMPRIMERIE CHAIX, RUE BERGÈRE, 20, PARIS. — 12740-6-01. — (Encre Lorilleux).

www.ingramcontent.com/pod-product-compliance
Ingram Content Group UK Ltd.
Pitfield, Milton Keynes, MK11 3LW, UK
UKHW020517230726
13925UKWH00005B/2181

9 782014 02332